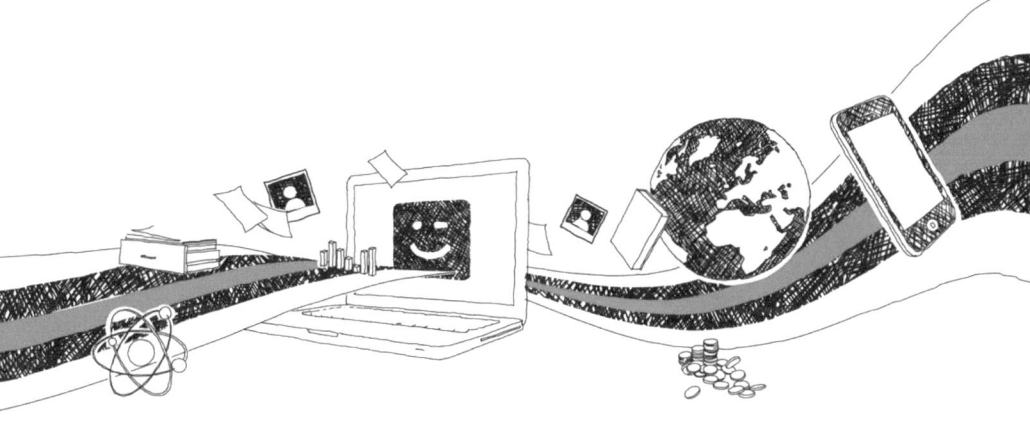
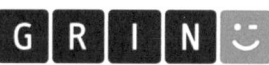

Einsatzmöglichkeiten der Nierenbiopsie. Ursachen und Symptome, Verlauf, anschließende Therapie und Umgang mit Patienten

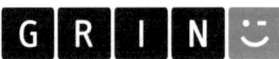

Bibliografische Information der Deutschen Nationalbibliothek:

Die Deutsche Nationalbibliothek verzeichnet diese Publikation in der Deutschen Nationalbibliografie; detaillierte bibliografische Daten sind im Internet über http://dnb.d-nb.de abrufbar.

ISBN: 9783346767639
Dieses Buch ist auch als E-Book erhältlich.

© GRIN Publishing GmbH
Nymphenburger Straße 86
80636 München

Druck und Bindung: Books on Demand GmbH, Norderstedt Germany
Gedruckt auf säurefreiem Papier aus verantwortungsvollen Quellen

Das vorliegende Werk wurde sorgfältig erarbeitet. Dennoch übernehmen Autoren und Verlag für die Richtigkeit von Angaben, Hinweisen, Links und Ratschlägen sowie eventuelle Druckfehler keine Haftung.

Das Buch bei GRIN: https://www.grin.com/document/1300525

Charité – Universitätsmedizin

Gesundheitsakademie

Facharbeit zu Thema:

Nierenbiopsie – Einsatzmöglichkeiten und Umgang mit den

Patienten

Inhaltsverzeichnis

1. Einführung

Wir leben in einer Zeit, in der die medizinische Versorgung von Patienten durch lang-jährige Forschung gesichert ist, wobei diese noch lange nicht am Ende ist. Das Jahr 1951 stellt einen Durchbruch für die Entwicklung der feingeweblichen Untersuchungs-verfahren im Frühstadium von Nierenerkrankungen dar (vgl. Renner, 1991). Eine so-genannte Nierenbiopsie dient vor allem als Diagnosemöglichkeit, wenn der histologi-sche Befund keine eindeutige Diagnose hergibt. Es gibt viele Erkrankungen, bei denen sich das Gewebe in unserem Körper verändert, da dies vor allem einzelne Zellen be-trifft, kann die Diagnose durch Untersuchungen nicht immer eindeutig geklärt werden. Aufgrund dessen bedarf es einer histologischen, also feingeweblichen, Untersuchung (vgl. vitabook, 2020). Der Einsatz der Nierenbiopsie ist vielfältig und gehört mittlerweile zu den regelmäßigen Verfahren im Krankenhausalltag.

Deshalb soll sich in folgender Arbeit mit dem Thema der Nierenbiopsie auseinander-gesetzt. Dabei ist es mir als zentral, erst eine Basis zum Verständnis herzustellen, in dem der allgemeine Aufbau der Nieren und deren Funktionen mithilfe einer Abbildung beschrieben und eingeordnet werden. Anschließend wird der medizinische Begriff ei-ner (Nieren-) Biopsie definiert. Folglich wird auf die Durchführung eingegangen - hier nehmen vor allem die Indikatoren eine bedeutende Stellung ein. In der Medizin gibt es eine Vielzahl von Nierenerkrankungen, die erst durch eine Nierenbiopsie diagnostiziert werden können. Ein Fokus wird in dieser Arbeit auf die Erkrankungen des akuten Nie-renversagens liegen. Der komplette Umfang jener Nierenerkrankungen kann nicht voll-ständig erklärt werden, weshalb in dieser Arbeit nur auf die Ursachen und Symptome, den Verlauf und der anschließenden Therapie eingegangen wird. Abschließend folgt thematische Darstellung zu Versorgung des Patienten. Betrachtet werden hierbei ele-mentare Aspekte bei der Vorsorge, während der Durchführung und schließlich bei der Nachsorge einer Nierenbiopsie.

Die in dieser Arbeit verwendeten Begriffe stellen keine Einschränkung des Genus dar, auch wenn die maskuline Form verwendet wird, gilt dabei die Geschlechtsneutralität.

2. Allgemein Niere

Im Körper sind die Nieren für vielfältige Aufgabenbereiche verantwortlich, dabei ist ihre wichtigste Funktion die Entgiftung. So sorgen sie zum einen für die Ausscheidung von Stoffwechselendprodukten und entsprechenden Giftstoffen über den Urin. Der medizi-nische Fachbereich der Nephrologie beschäftigt sich mit den Nieren. Dieser Begriff stammt vom griechischen Wort „Nephros" (= Niere) (vgl. Springer Medizin, 2017). Darüber hinaus ist der Begriff „ranel", also „die Niere betreffend", ebenfalls ein häufig genutzter Fachbegriff im Pflegealltag (vgl. Springer Medizin, 2017). Der Vollständigkeit halber ist zu erwähnen, dass es auch Fälle in der Medizin gibt, bei denen es durch Geburtsfehler zu Fehlbildungen der Nieren kommen kann (vgl. Rabinowitz, 2019):

a) ektope Nieren → falsche Stelle
b) Malrotation → falsch herum liegend
c) Hufeisenniere/ verschmolzene Nieren → zusammengewachsen
d) Agenesie → fehlen komplett
e) Enthalten Zysten

2.1 Aufbau und Funktion

Die Nieren liegen hinter dem Bauchfell (retroperitoneal) rechts und links neben der Wirbelsäule und bilden eine „funktionelle Einheit […], in der der Harn gebildet wird (Klimek, 2016, S. 395). Wie die Abbildung 1 zeigt, ähnelt die Niere vom Aussehen einer Bohne; Sie ist in der Regel ca. 12 cm lang, 5 cm breit und 4 cm dick (vgl. Klimek, 2016, S. 395). Die Nebennieren liegen oberhalb jeder Niere - diese sind mit den Nieren selbst von einer Fett- und Bindegewebskapsel umgeben (vgl. Klimek, 2016, S. 395).

Anmerkung der Redaktion: Die Abbildung wurde aus urheberrechtlichen Gründen entfernt.

Abbildung 1 Aufbau der Niere Aus: Schünke M, Schulte E, Schuhmacher U. Prometheus LernAtlas der Anatomie. Thieme, 2012. Grafiker: M. Voll

Grundsätzlich werden die Nieren in ihrer Lage geschützt als auch gehalten durch (vgl. Trebsdorf, 2017, S. 346):

> - Blutgefäße
> - Fettkapseln (= Capsula adiposa) → Dabei ist das Fett bei Körpertemperatur halbflüssig, sodass eine ausreichende Beweglichkeit gegeben ist.
> - Nierenfaszie (= Fascia renales) → Diese dienen zur Begrenzung der Fettkapseln.

Die kleinste Funktionseinheit der Niere wird Nephron genannt und besteht in der Regel aus zwei Anteilen (vgl. Klimek, 2016, S. 395). Zum einen den Nierenkörperchen, diese liegen in der Nierenrinde und bestehen größtenteils aus einem kapillarknäul, auch „Glomerulus" genannt (vgl. Klimek, 2016, S. 395). Hier entsteht der Primärharn, also „die unkonzentrierte Vorstufe des Urins" (Klimek, 2016, S. 395). Zum anderen Teil besteht das Nephron aus Nierenkanälchen, die vom Glomerulus in einer Schleife durch das Nierenmark und zurück zur Rinde verlaufen (vgl. Klimek, 2016, S. 395). Hier wird also „der Primärharn durch Sekretion (z.B. Abbauprodukte) und Resorption (z.B. Zucker, Proteine […]) auf ca. 1 % der Menge konzentriert." (Klimek, 2016, S. 395.) Anschließend kann der Harn im Nierenbecken entleert werden (vgl. Klimek, 2016, S. 395).

So bestehen die Funktionen der Nieren darin, die Harnproduktion und den Wasser-/Elektrolyt-/Säuren-Basen-Haushalt zu regeln sowie die Abbauprodukte auszuscheiden und die Hormonproduktion, die für den Blutdruck verantwortlich ist, ebenfalls zu regeln (vgl. Klimek, 2016, S. 396).

3. Definition (Nieren-)Biopsie

Als eine Biopsie wird die Entnahme von Gewebe bezeichnet, um dieses histologisch zu untersuchen (vgl. Ludwig, 2016, S. 187). Biopsien bieten die Möglichkeit einer genaueren Diagnose und die Sicherung dieser. Es gibt verschiedene Formen von Biopsien, die Wahl der Geeigneten hängt zum einen von der Gewebeart, dem zu untersuchenden Organ und vor allem von der Größe des Bereichs ab (vgl. Ludwig, 2016, S. 189). Zu den Formen gehören zum einen die **Exzisionsbiopsie**, bei dieser wird das Gewebe mit einem Skalpell entnommen (vgl. Ludwig, 2016, S. 188). Zum anderen gibt es die **endoskopische Biopsie**, dabei wird das zu untersuchende Gewebe über ein

Endoskop mit einer kleinen Zange herausgeschnitten - diese Form wird vor allem am Magen-Darm-Trakt oder an der Blase eingesetzt (vgl. Ludwig, 2016, S. 188). Die letzte Form ist die **Stanzbiopsie bzw. Feinbiopsie**, hierbei wird das Gewebe mit einer Nadel entnommen - dieses Verfahren wird sowohl bei einer Knochenmarksbiopsie als auch bei einer Nierenbiopsie angewandt (vgl. Ludwig, 2016, S. 188).

3.1 Durchführung

Normalerweise befindet sich der Patient während der Nierenbiopsie in Bauchlage, hinzuzufügen ist, dass die Biopsie in den meisten Fällen an der rechten Niere vollzogen wird (vgl. Fritz, 2020). Es folgt die Bestimmung der genauen Lage der Niere durch den behandelnden Arzt, dabei nutzt er einen Ultraschall und „betäubt die ermittelte Einstichstelle" (Fritz, 2020). Nun, wie der Abbildung 2 zu entnehmen, wird eine feine Hohlnadel, auch Punktionskanüle genannt, bis in den gewünschten Bereich der Niere geschoben und anschließend das Gewebe entnommen (vgl. Fritz, 2020). Falls nicht genügend Gewebe entnommen werden konnte, wird der Vorgang wiederholt. Nachdem der Arzt die Punktionskanüle vorsichtig entfernt hat, wird die Einstichstelle mit einem Tupfer verschlossen und ein Druckverband angelegt (Fritz, 2020).

*Anmerkung der Redaktion:
Die Abbildung wurde aus
urheberrechtlichen Gründen
entfernt.*

Abbildung 2 Nierenpunktion/-biopsie

Die gesamte Durchführung dauert ca. 20 Minuten und die anschließende Untersuchung der Probe kann bis zu fünf Tage dauern (vgl. Paradisi Redaktion Medizinredakteure & Journalist, 2019)

Welche notwendigen Schritte vor, nach und während der Behandlung zu beachten sind, werden unter dem Abschnitt 5. *Versorgung des Patienten* genauer erläutert.

3.2 Indikation

In der Medizin beschreibt der Begriff der Indikation den Grund für den Einsatz der jeweiligen Maßnahme zur Diagnose oder Therapie. Bei der Nierenbiopsie lassen sich typische Indikationen feststellen, folgende sind möglich (nach Paradisi Redaktion Medizinredakteure & Journalist, 2019):

- ➤ akutes Nierenversagen: wird unter Abschnitt 4.1 genauer erklärt
- ➤ Hämaturie: Blut im Urin
- ➤ Proteinurie: Eiweiß im Urin
- ➤ Systematischer Luus erythematodes

Als weitere Indikatoren gelten fortschreitende Nierenerkrankungen, Veränderungen an der Niere ggf. mit Verdacht auf eine Krebserkrankung oder zur Untersuchung bei Nierentransplantationen.

4. Einsatzmöglichkeiten

Wie unter 3.2 bereits erläutert, hat die Nierenbiopsie diverse Einsatzmöglichkeiten. Im folgenden Abschnitt wird auf das Krankheitsbild des akuten Nierenversagens eingegangen. Beim akuten Nierenversagen werden die Symptome und Ursachen, der Verlauf und die anschließende Therapie erklärt.

4.1 Akutes Nierenversagen

4.1.1 Ursachen & Symptome

Bei einem akuten Nierenversagen, kurz ANV, handelt es sich um eine plötzliche und erhebliche Funktionsverschlechterung der Nieren. Der Abbildung 3 sind folgende mögliche Ursachen des Nierenversagens zu entnehmen:

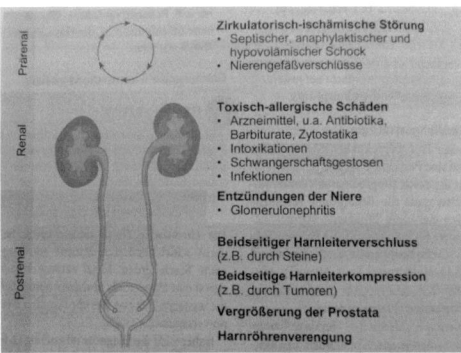

Hier wird in prärenales, renales und postrenales Nierenversagen unterschieden. Es wird gezeigt, wo im Körper und aufgrund welcher Ursache ein akutes Nierenversagen stattfinden kann (Clausen et al., 2019, S. 926).

Abbildung 3 Mögliche Ursachen des Nierenversagens Aus: Pflege heute, S. 926

Ein **prärenales** akutes Nierenversagen liegt laut den Autoren Clausen et al. (2019) in 50 bis 80 Prozent der Fälle vor. Dabei schädigt eine ausgeprägte Durchblutungsminderung, z.B. eine schwere Dehydration oder eine Sepsis, die Nieren so stark, dass die Nierenfunktionen, trotz der Beseitigung der Ursache, eingeschränkt sind. Ein **renales** akutes Nierenversagen hingegen kann in 10 bis 30 Prozent der Fälle infolge von folgenden Aspekten eintreten (vgl. Clausen et al., 2019, S. 926):

> ➤ Toxischer Tubulusschädigung: Schädigungen, die durch körpereigene oder von außen zugeführte Substanzen entstanden sind (siehe Abbildung 3).
> ➤ Entzündungen der Niere: z.b. bei Glomerulonephritis, dabei liegt eine beidseitige direkte Entzündung der Nieren vor, wobei in erster Linie die Nierenkörperchen betroffen sind.

Als **postrenales** akutes Nierenversagen wird oft ein akuter Harnverhalt mit sogenannter Anurie bezeichnet. Von einer Anurie wird gesprochen, wenn ein erwachsener Mensch weniger als 100 ml Urin in 24 Stunden produziert (vgl. Clausen et al., 2019, S. 926). Darüber hinaus liegen die Ursachen für ein postrenales akutes Nierenversagen in der Behinderungen des Harnabflusses, dementsprechend können Nierensteine oder Tumore jenes Versagen beeinträchtigen (vgl. Clausen et al., 2019, S. 926.)

Allgemein lässt sich das akute Nierenversagen je nach Ursache in drei Formen unterteilen: prärenal, renal und postrenal. Man spricht von einem akuten Nierenversagen, wenn die Nierenfunktion plötzlich ausfällt und sich jegliche Substanzen sammeln, die eigentlich durch den Urin ausgeschieden werden sollten und anschließend im Blut verbreiten, sodass eine Harnvergiftung die Folge sein kann. Ein weiteres Kriterium ist der 48 Stunden Zeitrahmen: Wenn innerhalb dieses Zeitfensters eine Nierenfunktionsverschlechterung vorliegt, dann werden weitere Maßnahmen eingeleitet (vgl. Clausen et al., 2019, S. 927). Ein akutes Nierenversagen kann in Folge von Unfällen oder Operationen eintreten, häufig auch aufgrund von Schockzuständen, schweren Infektionskrankheiten, Herz-Kreislauf-Erkrankungen oder Nierensteinen (vgl. Clausen et al., 2019 S. 926).

Das ausschlaggebenste Symptom ist die verringerte Harnproduktion, welche im Verlauf von Stunden oder sogar Tagen aussetzen kann. Zusätzlich können auch unspezifischen Symptome auftreten. Sie werden deshalb als „unspezifisch" deklariert, da sie bei vielen anderen Krankheitsbildern ebenfalls auftreten können. Hierzu gehören Müdigkeit, Wassereinlagerungen in den Beinen oder sogar der Lunge, körperliche Schwäche oder Herzrythmusstörungen (vgl. Clausen et al., 2019, S. 926).

4.1.2 Verlauf

Um die Ursachen zu untersuchen und eine richtige Diagnose stellen zu können, ist ein schnelles Vorgehen wichtig. Zu den Ursachenklärungen gehören die medizinischen Verfahren wie der Sonografie, der Kontrolle des Blutdrucks, des Pulses sowie der Kontrolle des Füllungszustandes der Halsvenen, zusätzlich wird das Blut und der Urin untersucht, ein EKG genutzt oder eine Nierenbiopsie (vgl. Clausen et al., 2019, S. 927).

Die Nierenbiopsie wird vor allem dann eingesetzt, wenn eine Diagnose nur schwer ermittelt werden kann. In den meisten Fällen lassen sich Stadien des Nierenversagens festlegen (vgl. Clausen et al., 2019, S. 927).:

1. **Schädigungsphase**: Diese kann Stunden bis Tage anhalten. Hier lassen die Körperfunktionen langsam nach.
2. **Phase der Oligo-Anurie**: Kann eine bis maximal zehn Wochen anhalten. Es kommt zur Überwässerung, Hyperkaliämie, metabolische Azidose (Übersäuerung des Blutes/ Körpers) und Urin im Blut.
3. **Phase der Polyurie**: Dies kann ebenfalls Stunden bis Tage anhalten. Die Phase ist gekennzeichnet durch eine erhöhte Urinausscheidung, welches durch die Erholung der Nieren bedingt ist.
4. **Restitutionsphase**: Sie kann ein bis maximal zwölf Monate anhalten. Nun normalisieren sich die Nierenfunktionen allmählich, wobei die vollständige Erholung und Wiederherstellung nicht immer erreicht wird.

4.1.3   Therapie

Generell wird innerhalb der Behandlung versucht, die Ursachen zu bekämpfen, darüber hinaus muss der Flüssigkeitsverlust ausgeglichen werden, auch auf die Einnahme von Antibiotika wird bei Verdacht auf Infektionen gesetzt (vgl. Clausen, et al., 2019, S. 927). Falls alle Maßnahmen ohne Erfolg bleiben, muss eine Kurzzeitdialyse über einen zentralen Venenkatheter zum Einsatz kommen (vgl. Clausen, Baumeister, Dammshäuser, & et al., 2019, S. 927).

5. Versorgung des Patienten

Im folgenden Abschnitt wird es um die Versorgung des Patienten gehen. Dabei wird sowohl auf die Vor- und Nachsorge als auch auf die Versorgung während der

Durchführung eingegangen. Hierbei wird die Tätigkeit des Pflege- und Versorgungpersonals im Vordergrund stehen.

5.1 Vorsorge

Bevor der Arzt eine Nierenbiopsie durchführen kann, muss der Patient erst auf Belastbarkeit geprüft werden (vgl. Ludwig, 2016, S. 188). Außerdem ist zu beachten, dass er bis zu sechs Stunden vor dem Eingriff nüchtern sein muss, „damit er im Notfall eine Narkose erhalten kann" (Ludwig, 2016, S. 188). Zusätzlich wird der Patient mit dem Vorgang sowie den Risiken und möglichen Komplikationen vertraut gemacht. Dazu wird er zum einen mündlich durch das Personal informiert und zum anderen bekommt er eine dokumentierte Patientenaufklärung. Zusätzlich muss die Vor-geschichte des Patienten berücksichtigt werden, dazu bekommt er einen Fragebogen, durch den er gleichzeitig seine Einwilligung zur Durchführung geben muss (vgl. Lud-wig, 2016, S. 188). Nachdem die Anamnese, die Einwilligung und die Laborwerte (spe-zielle Gerinnungswerte) vorliegen, muss das medizinische Pflege- und Versorgungs-personal die notwendigen Materialien steril vorbereiten (vgl. Ludwig, 2016, S. 188):

> - Handdesinfektionsmittel sowie Desinfektionsmittelschale und sterile Tupfer
> - nach Anordnung: eine Lokalanästhesie mit Einmalspritze und Kanülen
> - steril: Handschuhe, Einmalkittel, Mundschutz, außerdem Kompressen 10 x 10 cm und ein Lochtuch, Wundverband, Pflaster sowie Laborröhrchen für eine bakteriologische Untersuchung
> - Abwurfbehälter, ggf. mit einem Auffangbehälter für das Punktat
> - Zellstoff, Abwurfschale, Schere, Pflaster

Der Patient wird bei der Nierenbiopsie auf dem Bauch gelagert, sodass anschließend die Einstichstelle mittels „Sprüh-Wisch-Sprüh-Methode" (Ludwig, 2016, S. 188) desin-fiziert werden kann und mit einem sterilen selbstklebendem Schlitzschutz abgedeckt wird.

5.2 Während der Durchführung

Während des Eingriffes besteht die Aufgabe des Pflegepersonals darin, dem Arzt bei der Gewebeentnahme zu assistieren und zu beobachten. Dazu reicht das Pflegeper-sonals die sterilen Materialien und bereitet die Proben für die laborchemische

Untersuchung vor (vgl. Ludwig, 2016, S. 188). Hierbei muss darauf geachtet werden, dass der Patient immer in der passenden Lage bleibt, seine Vitalparameter erhoben werden und dass er jeder Zeit informiert, begleitet und nach Einschätzung seiner Schmerzen gefragt wird - der zeitliche Rahmen für diesen medizinischen Eingriff bei ca. 30 Minuten (vgl. Ludwig, 2016, S. 188).

5.3 Nachsorge

Wenn die Durchführung erfolgreich war und genügend Gewebematerial entnommen werden konnte, wird dem Patienten ein steriler Verband angelegt und das Untersuchungsmaterial beschriftet und ins Labor gebracht (vgl. Ludwig, 2016, S. 188). Weiterhin ist zu beachten, dass der Patient mindestens zwei Stunden nach dem Eingriff überwacht werden muss: Es müssen die Vitalzeichen kontrolliert werden, wobei eine erhöhte Körpertemperatur auf eine Infektion hindeuten kann, ob der Patient Schmerzen hat, wenn dies der Fall ist, wird ihm Analgetika verabreicht und schließlich muss die Punktionsstelle auf Nachblutungen kontrolliert werden (vgl. Ludwig, 2016, S. 188). Letztlich ist die Nahrungs- und Flüssigkeitskarenz des Patienten zu beachten – berücksichtigt muss hier der Hausstandard und Zustand des Patienten berücksichtigt werden (vgl. Ludwig, 2016, S. 188).

6. Komplikationen

Bei allen medizinischen Eingriffen besteht die Möglichkeit, dass es zu Komplikationen kommt. Der Patient wird selbstverständlich über jene Risiken und Komplikationen im Vorhinein aufgeklärt (siehe Patientenaufklärung Fritz, 2020). Zu den häufigs-ten Komplikationen bei einer Nierenbiopsie gehören innere Blutungen (bei ca. zehn Prozent der Fälle), schwere Blutungen, die eine Transfusion (weniger als zwei Prozent) oder gar Operation (hier liegt die Wahrscheinlichkeit bei unter einem Prozent) erfordern (vgl. Eckl, 2012). Darüber hinaus kommt es häufig zu einer Infektion der Wunde, wenn die Nachsorge des Patienten nicht vollständig und ordnungsgemäß durchgeführt wurde. Damit eine Infektion verhindert werden kann, bekommt der Pati-ent zur Unterstützung einen kleinen Sandsack unter den Rücken: Diesen muss er für mindestens vier Stunden unter dem Rücken lagern, um die Einstichstelle zu verschlie-ßen (vgl. Fritz, 2020). Sobald der Patient Urin lässt, muss dieser in einer Nierenschale aufgefangen und überprüft werden. Nur wenn kein Blut im Urin ist und die 24-Stündige Bettruhefrist abgelaufen ist, darf der Patient selbstständig auf Toilette gehen (vgl. Fritz, 2020). Falls eine Infektion vorliegt, muss diese mit Antibiotika behandelt werden. Im 11 schlimmsten Fall kann es durch eine Blutung oder Infektion zu einer Sepsis oder gar zum Verlust der betroffenen Niere kommen (vgl. Fritz, 2020). Sehr selten können Fisteln der Niere oder der ableitenden Harnwege auftreten, dadurch kann eine Absonderung aus der Niere oder einer Rotfärbung des Urins folgen (vgl. Fritz, 2020).

Aus der Patientenaufklärung ist zu entnehmen, dass weitere mögliche Komplikationen Haut-/ Gewebe- oder Nervenschäden sind. Diese können durch die Lagerung und den während des Eingriffs begleitenden Maßnahmen entstanden sein – wobei diese selten auftreten (vgl. Fritz, 2020). Zusätzlich können Verletzungen der Nachbarorgane, wie zum Beispiel der Leber oder Milz, folgen. Wenn dies der Fall ist, bedarf es einen weiteren medizinischen Eingriff, da der Biopsievorgang aber durch einen Ultraschall kontrolliert wird, ist diese Komplikation extrem selten (vgl. Fritz, 2020).

7. Zusammenfassung

In der vorliegenden Arbeit wurde erklärt, dass eine Nierenbiopsie vor allem dann wichtig ist, wenn die Diagnose einer Erkrankung nicht vollständig geklärt werden kann. Sie wird durchgeführt, damit sowohl die Art und Weise als auch der Umfang der weiteren Schritte für eine geeignete Behandlung festgestellt werden können. Für eine Nierenbiopsie wird genügend Gewebematerial entnommen, welche anschließend im Labor geprüft und analysiert wird. Festgestellt wurde, dass es diverse Krankheitsbilder gibt, die eine Nierenbiopsie brauchen, um eine konkrete Diagnose stellen zu können. Die häufigste Einsatzmöglichkeit der Nierenbiopsie ist der Einsatz bei einem akuten Nierenversagen - dabei fallen die Nierenfunktionen aus. Es wird in drei verschiedene Formen unterschieden: das prärenale, renale und postrenal Nierenversagen. Hier kann eine Nierenbiopsie genutzt werden, um die konkrete Diagnose zu stellen.

Die Versorgung des Patienten ist zentral, denn nur durch diese können Komplikationen verhindert werden. Das Pflegepersonal ist sowohl bei der Vorsorge und Durchführung als auch bei der Nachsorge für der Patienten da. Die Pflegekraft assistiert bei der Durchführung die gesamte Zeit über dem behandelnden Arzt und stellt sicher, welche Vitalzeichen der Patient hat. Als Pflegekraft hat man sowohl dem behandelnden Arzt als auch dem Patienten gegenüber eine verantwortungsvolle Rolle und muss jeder Zeit bereit sein, unerwartete Umstände zu bewältigen, in dem sie sowohl die medizinischen Kenntnisse über den Vorgang einer Nierenbiopsie hat als auch weiß, wie der Patient entsprechend zu pflegen ist.

8. Literaturverzeichnis

Clausen, et al. (2019). Pflege bei nephroglogische und urologischen Erkrankungen. In D. m. Menche (Hrsg.), Pflege Heute (Bd. 7. Auflage, S. 918 - 928). München: Elsevier.

Eckl, M. F. (27. März 2012). Retrospektive Analyse der Nierenbiopsien des Klinikums rechts der Isar der Technischen Universität München der Jahre 2004-2009: Indikationen, Verteilung der histologischen Diagnosen und Komplikationen unter besonderer Berücksichtigung . München.

Fritz, A. (2020). Patientenaufklärung Gewebeentnahme aus der Niere. (W. Weißauer, Hrsg.) Erlangen: K. Ulsenheimer. Abgerufen am 20. Juni 2020 von thieme Compliance: https://shop.thieme-compliance.de/patientenaufklaerung/thieme/de/Artikel/Aufklärungsbögen/Inner e-Medizin/Nephrologie/Nierenpunktion--biopsie/p/DE00604701

Klimek, M. (2016). Anatomie und Physiologie der Niere. In S. Heiligmann, T. Herbers, M. Klimek, A. Lauber, J. Ludwig, & D. Schleyer, Pflege Examen Kompakt (S. 395-402). Stuttgart: Thieme.

Leistung: Akutes Nierenversagen. (kein Datum). Abgerufen am 08. Juni 2020 von Helios Klinikum Krefeld Ihr Maximalversorger am Niederrhein: https://www.helios-gesundheit.de/kliniken/krefeld/unser-angebot/fachbereiche/nephrologie/akutes-nierenversagen/

Ludwig, J. (2016). Pflege bei Punktionen und Biopsien. In S. Heiligmann, T. Herbers, M. Klimek, A. Lauber, J. Ludwig, & D. Schleyer, Pflege Examen Kompakt (S. 186-188). Stuttgart: Thieme.

Nierenbiopsie: So läuft eine Nierenpunktion ab. (kein Datum). Abgerufen am 08. Juni 2020 von Helios Klinikum Krefeld Ihr Maximalversorger am Niederrhein: https://www.helios-gesundheit.de/kliniken/krefeld/unser-angebot/fachbereiche/nephrologie/nierenbiopsie/

Paradisi Redaktion Medizinredakteure & Journaliste. (29. November 2019). Nierenbiopsie - Funktion, Ablauf und Risiken. Abgerufen am 20. Juni 2020 von paradisi: www.paradisi.de/Health_und_Ernaehrung/Anatomie/Niere/Artikel/24994.php#l

ndikationen.3A_Einsatzgebiete_der_Nierenbiopsie.3A_Warum_f.FChrt_man_
eine_Nierenbiopsie_durch.3F

Rabinowitz, R. (April 2019). Nierenfehlbildungen. Abgerufen am 08. Juni 2020 von Msd
Manual: https://www.msdmanuals.com/de-de/heim/gesundheitsprobleme-von-
kindern/geburtsfehler-der-harnwege-und-
geschlechtsorgane/nierenfehlbildungen

Renner, E. (1991). Nierenbiopsie Indikation und Aussagekraft. Deutsches Ärzteblatt
Heft 18, A-1581 - A-1587 .

Springer Medizin . (01. September 2017). Die Niere: Lage, Funktion und
Erkrankungen. Abgerufen am 08. Juni 2020 von Springer Pflege:
https://www.springerpflege.de/nephrologie/niere/die-nieren-aufgaben-funktion-
und-krankheiten-/14898458

Trebsdorf, M. (2017). Harnsystem. In Biologie, Anatomie, Physiologie Lehrbuch und
Atlas (Bd. 14. Auflage, S. 346 - 349). Haan-Gruiten: Verlag, Europa-Lehrmittel.

vitabook. (2020). Gesundheitslexikon: Histologischer Befund. Abgerufen am 08. Juni
2020 von Vitabook: https://www.vitabook.de/gesundheitslexikon/histologischer-
befund.php

Wolke, H. (2015). Nierenbiopsie. Abgerufen am 08. Juni 2020 von Thieme-connect:
https://www.thieme-connect.com/products/ejournals/pdf/10.1055/s-0041-
100017.pdf

BEI GRIN MACHT SICH IHR
WISSEN BEZAHLT

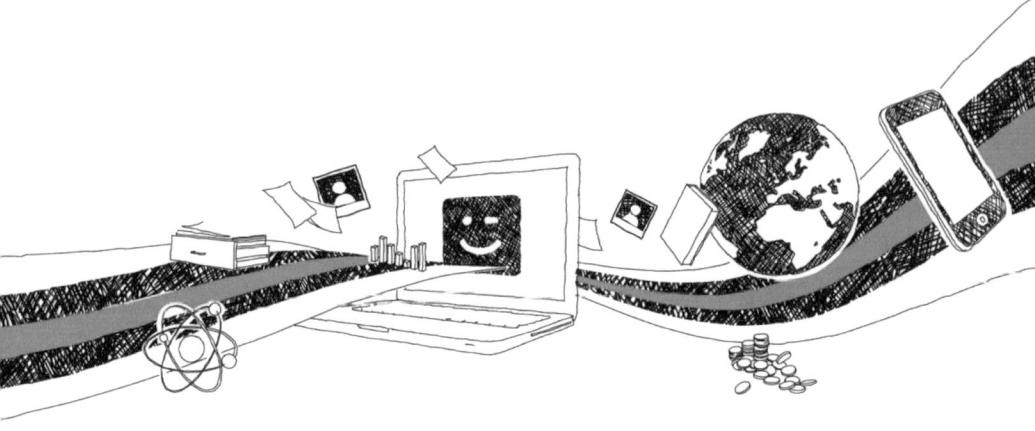

- Wir veröffentlichen Ihre Hausarbeit,
  Bachelor- und Masterarbeit

- Ihr eigenes eBook und Buch -
  weltweit in allen wichtigen Shops

- Verdienen Sie an jedem Verkauf

Jetzt bei www.GRIN.com hochladen
und kostenlos publizieren

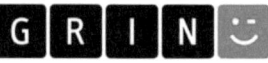